Diät bei Nierenerkrankungen für Senioren auf Stufe 3

Umfassende Ernährungsberatung zur Aufrechterhaltung der Nierenfunktion und des allgemeinen Wohlbefindens bei älteren Erwachsenen mit mäßig eingeschränkter Nierenfunktion.

Anita Hulsey

Simon, ein 72-jähriger Rentner, kümmert sich seit mehreren Jahren sorgfältig um seine mäßig eingeschränkte Nierenfunktion. Während er sich mit der Komplexität einer chronischen Nierenerkrankung im Stadium 3 auseinandersetzt, ist Simon entschlossen, seine allgemeine Gesundheit und sein Wohlbefinden durch strategische Ernährungsentscheidungen zu erhalten.

Simon ist sich der entscheidenden Rolle bewusst, die die richtige Ernährung bei der Unterstützung der Nierenfunktion und der Verhinderung eines weiteren Verfalls spielt, und hat nach den neuesten Ernährungsempfehlungen gesucht, die speziell auf Personen mit mäßig beeinträchtigter

Nierengesundheit zugeschnitten sind. Dieser umfassende Überblick soll Simon und anderen wie ihm die wesentlichen Informationen liefern, die sie benötigen, um fundierte Entscheidungen über ihre Nahrungsaufnahme zu treffen und ihre Nierenfunktion zu optimieren.

Durch die Befolgung der in diesem Dokument dargelegten Leitlinien hofft Simon, seine verbleibende Nierenfunktion zu erhalten, alle damit verbundenen Symptome in den Griff zu bekommen und einen erfüllten Ruhestand ohne die Last einer schnell fortschreitenden Nierenerkrankung zu genießen. Als aktiver Teilnehmer an seiner eigenen Pflege ist Simon bestrebt, die Kontrolle über seine Gesundheit zu übernehmen und seine Lebensqualität zu erhalten.

Dieser Ernährungsleitfaden soll Personen mit mäßig eingeschränkter Nierenfunktion wie Simon dabei helfen, bewusste Entscheidungen über ihre Nährstoffaufnahme zu treffen, ihre Erkrankung in den Griff zu bekommen und letztendlich ihr allgemeines Wohlbefinden zu unterstützen. Mit den richtigen Ernährungsstrategien können Simon und andere in seiner Position proaktive Schritte unternehmen, um ihre Nierengesundheit zu erhalten und ein optimales Leben zu führen.

Inhaltsverzeichnis

Feta-Käse

Rezept 4:

Vollkorntoast mit Avocado, pochiertem Ei und geräuchertem Lachs

Rezept 1: Klassischer griechischer Joghurt mit Müsli und Kiwi

Rezept 2:

Griechischer Joghurt mit Müsli, Kiwi und Beeren

Rezept 3:

Griechischer Joghurt mit Müsli, Kiwi und Mandeln

Rezept 4:

Griechischer Joghurt mit Müsli, Kiwi und Kokosnuss

Rezept 1:

Klassischer gegrillter Lachs mit geröstetem Gemüse

Rezept 2:

Gegrillter Lachs mit geröstetem Rosenkohl und Süßkartoffeln

Rezept 3:

Gegrillter Lachs mit geröstetem Spargel und Kirschtomaten

Rezept 4:

Gegrillter Lachs mit geröstetem Brokkoli und roter Paprika

Rezept 1:

Klassischer Quinoa-Spinat-Salat mit Feta

Rezept 2:

Quinoa-Spinat-Salat mit Feta und Kirschtomaten

Kräuterkartoffeln und grünen Bohnen

Rezept 4:

Gebackenes Hähnchen mit
Kräuterkartoffeln und Rosenkohl

Rezept 1:

Klassisches gebackenes Hähnchen mit
Kräuterkartoffeln

Rezept 2:

Gebackenes Hähnchen mit
Kräuterkartoffeln und Karotten

Rezept 3:

Gebackenes Hähnchen mit
Kräuterkartoffeln und grünen Bohnen

Rezept 4:

Gebackenes Hähnchen mit
Kräuterkartoffeln und Rosenkohl

Rezept 1:

Klassische gegrillte Schweinekoteletts mit
gedünstetem Spargel

Gegrillte Schweinekoteletts mit
gedünstetem Spargel und Kirschtomaten

Rezept 3:

Gegrillte Schweinekoteletts mit
gedünstetem Spargel und Parmesan

Rezept 4:

Gegrillte Schweinekoteletts mit
gedünstetem Spargel und Zitronenschale

KAPITEL EINS

Frühstücksrezepte

Haferflocken mit Beeren und Nüssen

Rezept 1:

Klassisches Haferflockenmehl mit gemischten Beeren und Mandeln

Zutaten:

- 1 Tasse Haferflocken
- 2 Tassen Wasser oder Milch (nach Wahl)
- 1/2 Tasse gemischte Beeren (Erdbeeren, Blaubeeren, Himbeeren)
- 1/4 Tasse gehobelte Mandeln
- 1 Esslöffel Honig oder Ahornsirup (optional)
- Prise Salz

Anweisungen:

1. In einem mittelgroßen Topf Wasser oder Milch zum Kochen bringen.

2. Haferflocken und Salz einrühren,
   Hitze auf mittlere bis niedrige
   Stufe reduzieren und 5 Minuten
   kochen lassen, dabei gelegentlich
   umrühren.
3. Vom Herd nehmen, abdecken und
   2-3 Minuten ruhen lassen.
4. Bei Bedarf Honig oder Ahornsirup
   unterrühren.
5. Mit gemischten Beeren und
   gehobelten Mandeln garniert
   servieren.

Nährwertangaben (pro Portion):

- Kalorien: 350
- Protein: 10g
- Fett: 12g
- Kohlenhydrate: 52g
- Faser: 8g
- Zucker: 14g

Kochzeit: 10 Minuten
Serviergröße: 2 Portionen

Rezept 2:

Blaubeer-Walnuss-Haferflocken

Zutaten:

- 1 Tasse Haferflocken
- 3 Tassen Wasser
- 1/2 Tasse frische oder gefrorene Blaubeeren
- 1/4 Tasse gehackte Walnüsse
- 1 Teelöffel Zimt
- 1 Esslöffel Ahornsirup (optional)

Anweisungen:

1. In einem mittelgroßen Topf Wasser zum Kochen bringen.
2. Die Haferflocken einrühren, die Hitze auf mittlere bis niedrige Stufe reduzieren und 20–25 Minuten kochen lassen, dabei gelegentlich umrühren.
3. Zimt hinzufügen und weitere 5 Minuten kochen lassen.
4. Vom Herd nehmen und 2 Minuten ruhen lassen.
5. Bei Verwendung Ahornsirup unterrühren.
6. Mit Blaubeeren und gehackten Walnüssen garniert servieren.

Nährwertangaben (pro Portion):

- Kalorien: 320
- Protein: 9g

- Fett: 14g
- Kohlenhydrate: 43g
- Faser: 7g
- Zucker: 10g

Kochzeit: 30 Minuten
Serviergröße: 2 Portionen

Rezept 3:

Erdbeer-Pekannuss-Haferflocken

Zutaten:

- 1 Tasse Haferflocken
- 2 Tassen Mandelmilch
- 1/2 Tasse geschnittene Erdbeeren
- 1/4 Tasse gehackte Pekannüsse
- 1 Teelöffel Vanilleextrakt
- 1 Esslöffel Agavensirup (optional)

Anweisungen:

1. Mandelmilch in einem mittelgroßen Topf zum Kochen bringen.
2. Die Haferflocken und den Vanilleextrakt einrühren, die Hitze

auf mittlere bis niedrige Stufe
reduzieren und unter ständigem
Rühren 1–2 Minuten kochen
lassen.
3. Vom Herd nehmen und 1-2
Minuten ruhen lassen.
4. Bei Verwendung den Agavensirup
unterrühren.
5. Mit geschnittenen Erdbeeren und
gehackten Pekannüssen garniert
servieren.

Nährwertangaben (pro Portion):

- Kalorien: 290
- Protein: 7g
- Fett: 12g
- Kohlenhydrate: 39g
- Faser: 6g
- Zucker: 12g

Kochzeit: 5 Minuten
Serviergröße: 2 Portionen

Rezept 4:

Himbeer-Haselnuss-Haferflocken

Zutaten:

- 1 Tasse altmodische Haferflocken
- 2 Tassen Kokosmilch
- 1/2 Tasse frische Himbeeren
- 1/4 Tasse gehackte Haselnüsse
- 1 Teelöffel Chiasamen
- 1 Esslöffel Honig (optional)

Anweisungen:

1. In einem mittelgroßen Topf Kokosmilch zum Kochen bringen.
2. Die Haferflocken einrühren, die Hitze auf mittlere bis niedrige Stufe reduzieren und unter gelegentlichem Rühren 5 Minuten kochen lassen.
3. Chiasamen hinzufügen und weitere 2 Minuten kochen lassen.
4. Vom Herd nehmen und 2-3 Minuten ruhen lassen.
5. Bei Verwendung den Honig einrühren.
6. Mit frischen Himbeeren und gehackten Haselnüssen garniert servieren.

Nährwertangaben (pro Portion):

- Kalorien: 330
- Protein: 8g
- Fett: 15g
- Kohlenhydrate: 41g
- Faser: 8g
- Zucker: 13g

Kochzeit: 10 Minuten
Serviergröße: 2 Portionen

Gemüse-Frittata

Rezept 1:

Klassische Gemüse-Frittata

Zutaten:

- 8 große Eier
- 1/4 Tasse Milch
- 1 Tasse gewürfelte Paprika (beliebige Farbe)
- 1 Tasse gehackter Spinat
- 1/2 Tasse gewürfelte Zwiebeln
- 1/2 Tasse Kirschtomaten, halbiert

- 1/2 Tasse geriebener Cheddar-
  Käse
- 1 Esslöffel Olivenöl
- Salz und Pfeffer nach Geschmack

Anweisungen:

1. Heizen Sie den Backofen auf 375
   °F (190 °C) vor.
2. In einer großen Schüssel Eier,
   Milch, Salz und Pfeffer verquirlen.
3. Olivenöl in einer ofenfesten
   Pfanne bei mittlerer Hitze erhitzen.
4. Zwiebeln und Paprika dazugeben
   und kochen, bis sie weich sind
   (ca. 5 Minuten).
5. Spinat hinzufügen und kochen, bis
   er zusammenfällt (ca. 2 Minuten).
6. Gießen Sie die Eiermischung in
   die Pfanne und kochen Sie sie, bis
   die Ränder fest werden (ca. 3-4
   Minuten).
7. Kirschtomaten und geriebenen
   Cheddar-Käse darüber streuen.
8. Stellen Sie die Pfanne in den Ofen
   und backen Sie, bis die Frittata
   vollständig fest ist (ca. 10–12
   Minuten).

9. Vor dem Schneiden und Servieren
etwas abkühlen lassen.

Nährwertangaben (pro Portion):

- Kalorien: 200
- Protein: 14g
- Fett: 14g
- Kohlenhydrate: 6g
- Ballaststoffe: 2g
- Zucker: 3g

Kochzeit: 25 Minuten
Serviergröße: 4 Portionen

Rezept 2:

Brokkoli-Pilz-Frittata

Zutaten:

- 8 große Eier
- 1/4 Tasse Milch
- 1 Tasse gehackte Brokkoliröschen
- 1 Tasse geschnittene Pilze
- 1/2 Tasse gewürfelte Zwiebeln
- 1/2 Tasse geriebener
  Parmesankäse

- 1 Esslöffel Butter
- Salz und Pfeffer nach Geschmack

Anweisungen:

1. Heizen Sie den Backofen auf 375 °F (190 °C) vor.
2. In einer großen Schüssel Eier, Milch, Salz und Pfeffer verquirlen.
3. Butter in einer ofenfesten Pfanne bei mittlerer Hitze erhitzen.
4. Zwiebeln hinzufügen und kochen, bis sie weich sind (ca. 3 Minuten).
5. Brokkoli und Pilze hinzufügen und kochen, bis sie weich sind (ca. 5 Minuten).
6. Gießen Sie die Eiermischung in die Pfanne und kochen Sie sie, bis die Ränder fest werden (ca. 3-4 Minuten).
7. Den geriebenen Parmesankäse darüber streuen.
8. Stellen Sie die Pfanne in den Ofen und backen Sie, bis die Frittata vollständig fest ist (ca. 10–12 Minuten).
9. Vor dem Schneiden und Servieren etwas abkühlen lassen.

Nährwertangaben (pro Portion):

* Kalorien: 190
* Protein: 13g
* Fett: 13g
* Kohlenhydrate: 6g
* Ballaststoffe: 2g
* Zucker: 2g

Kochzeit: 25 Minuten
Serviergröße: 4 Portionen

Rezept 3:

Zucchini-Tomaten-Frittata

Zutaten:

* 8 große Eier
* 1/4 Tasse Milch
* 1 Tasse geschnittene Zucchini
* 1 Tasse halbierte Kirschtomaten
* 1/2 Tasse gewürfelte Zwiebeln
* 1/2 Tasse zerbröselter Feta-Käse
* 1 Esslöffel Olivenöl
* Salz und Pfeffer nach Geschmack

Anweisungen:

1. Heizen Sie den Backofen auf 375 °F (190 °C) vor.
2. In einer großen Schüssel Eier, Milch, Salz und Pfeffer verquirlen.
3. Olivenöl in einer ofenfesten Pfanne bei mittlerer Hitze erhitzen.
4. Zwiebeln hinzufügen und kochen, bis sie weich sind (ca. 3 Minuten).
5. Zucchini hinzufügen und kochen, bis sie weich sind (ca. 5 Minuten).
6. Gießen Sie die Eiermischung in die Pfanne und kochen Sie sie, bis die Ränder fest werden (ca. 3-4 Minuten).
7. Kirschtomaten und zerbröckelten Feta-Käse darüberstreuen.
8. Stellen Sie die Pfanne in den Ofen und backen Sie, bis die Frittata vollständig fest ist (ca. 10–12 Minuten).
9. Vor dem Schneiden und Servieren etwas abkühlen lassen.

Nährwertangaben (pro Portion):

- Kalorien: 180
- Protein: 12g
- Fett: 13g
- Kohlenhydrate: 5g

- Ballaststoffe: 1g
- Zucker: 3g

Kochzeit: 25 Minuten
Serviergröße: 4 Portionen

Rezept 4:

Spinat-Paprika-Frittata

Zutaten:

- 8 große Eier
- 1/4 Tasse Milch
- 1 Tasse gehackter Spinat
- 1 Tasse gewürfelte rote Paprika
- 1/2 Tasse gewürfelte Zwiebeln
- 1/2 Tasse geriebener Mozzarella-Käse
- 1 Esslöffel Olivenöl
- Salz und Pfeffer nach Geschmack

Anweisungen:

1. Heizen Sie den Backofen auf 375 °F (190 °C) vor.
2. In einer großen Schüssel Eier, Milch, Salz und Pfeffer verquirlen.

3. Olivenöl in einer ofenfesten
   Pfanne bei mittlerer Hitze erhitzen.
4. Zwiebeln und rote Paprika
   hinzufügen und kochen, bis sie
   weich sind (ca. 5 Minuten).
5. Spinat hinzufügen und kochen, bis
   er zusammenfällt (ca. 2 Minuten).
6. Gießen Sie die Eiermischung in
   die Pfanne und kochen Sie sie, bis
   die Ränder fest werden (ca. 3-4
   Minuten).
7. Den geriebenen Mozzarella-Käse
   darüber streuen.
8. Stellen Sie die Pfanne in den Ofen
   und backen Sie, bis die Frittata
   vollständig fest ist (ca. 10–12
   Minuten).
9. Vor dem Schneiden und Servieren
   etwas abkühlen lassen.

Nährwertangaben (pro Portion):

- Kalorien: 190
- Protein: 13g
- Fett: 13g
- Kohlenhydrate: 5g
- Ballaststoffe: 1g
- Zucker: 3g

Kochzeit: 25 Minuten
Serviergröße: 4 Portionen

Vollkorntoast mit Avocado und pochiertem Ei

Rezept 1:

Klassischer Vollkorntoast mit Avocado und pochiertem Ei

Zutaten:

- 2 Scheiben Vollkornbrot
- 1 reife Avocado
- 2 große Eier
- 1 Esslöffel weißer Essig
- Salz und Pfeffer nach Geschmack
- Rote Paprikaflocken (optional)

Anweisungen:

1. Die Vollkornbrotscheiben goldbraun rösten.
2. Die Avocado halbieren, den Kern entfernen und das Fruchtfleisch in eine Schüssel geben. Mit einer Gabel zerdrücken und mit Salz und Pfeffer würzen.
3. Das Avocadopüree gleichmäßig auf den gerösteten Brotscheiben verteilen.
4. Einen mittelgroßen Topf mit Wasser füllen und leicht köcheln lassen. Den weißen Essig hinzufügen.
5. Jedes Ei in eine kleine Schüssel oder Tasse aufschlagen. Erzeugen Sie mit einem Löffel einen sanften Strudel im Wasser und lassen Sie jedes Ei vorsichtig ins Wasser gleiten. Pochieren Sie

die Eier etwa 3-4 Minuten lang, bis das Eiweiß fest und das Eigelb noch flüssig ist.

6. Nehmen Sie die pochierten Eier mit einem Schaumlöffel heraus und legen Sie sie auf das Avocado-Toast.
7. Nach Belieben mit roten Paprikaflocken bestreuen und sofort servieren.

Nährwertangaben (pro Portion):

- Kalorien: 350
- Protein: 14g
- Fett: 22g
- Kohlenhydrate: 29g
- Faser: 8g
- Zucker: 2g

Kochzeit: 10 Minuten
Serviergröße: 2 Portionen

Rezept 2:

Vollkorntoast mit Avocado, pochiertem Ei und Kirschtomaten

Zutaten:

- 2 Scheiben Vollkornbrot
- 1 reife Avocado
- 2 große Eier
- 1 Esslöffel weißer Essig
- 1/2 Tasse halbierte Kirschtomaten
- 1 Esslöffel Olivenöl
- Salz und Pfeffer nach Geschmack
- Frische Basilikumblätter (optional)

Anweisungen:

1. Die Vollkornbrotscheiben goldbraun rösten.
2. Die Avocado halbieren, den Kern entfernen und das Fruchtfleisch in eine Schüssel geben. Mit einer Gabel zerdrücken und mit Salz und Pfeffer würzen.
3. Das Avocadopüree gleichmäßig auf den gerösteten Brotscheiben verteilen.
4. In einer kleinen Schüssel die halbierten Kirschtomaten mit Olivenöl, Salz und Pfeffer vermengen.
5. Einen mittelgroßen Topf mit Wasser füllen und leicht köcheln

lassen. Den weißen Essig
hinzufügen.
6. Jedes Ei in eine kleine Schüssel
   oder Tasse aufschlagen.
   Erzeugen Sie mit einem Löffel
   einen sanften Strudel im Wasser
   und lassen Sie jedes Ei vorsichtig
   ins Wasser gleiten. Pochieren Sie
   die Eier etwa 3-4 Minuten lang, bis
   das Eiweiß fest und das Eigelb
   noch flüssig ist.
7. Nehmen Sie die pochierten Eier
   mit einem Schaumlöffel heraus
   und legen Sie sie auf das
   Avocado-Toast.
8. Nach Belieben mit Kirschtomaten
   und frischen Basilikumblättern
   belegen. Sofort servieren.

Nährwertangaben (pro Portion):

- Kalorien: 380
- Protein: 15g
- Fett: 24g
- Kohlenhydrate: 31g
- Faser: 9g
- Zucker: 3g

Kochzeit: 15   Minuten
Serviergröße: 2 Portionen

Rezept 3:

Vollkorntoast mit Avocado, pochiertem Ei und Feta-Käse

Zutaten:

- 2 Scheiben Vollkornbrot
- 1 reife Avocado
- 2 große Eier
- 1 Esslöffel weißer Essig
- 1/4 Tasse zerbröckelter Feta-Käse
- Salz und Pfeffer nach Geschmack
- Frischer Dill oder Petersilie (optional)

Anweisungen:

1. Die Vollkornbrotscheiben goldbraun rösten.
2. Die Avocado halbieren, den Kern entfernen und das Fruchtfleisch in eine Schüssel geben. Mit einer Gabel zerdrücken und mit Salz und Pfeffer würzen.

3. Das Avocadopüree gleichmäßig
   auf den gerösteten Brotscheiben
   verteilen.
4. Einen mittelgroßen Topf mit
   Wasser füllen und leicht köcheln
   lassen. Den weißen Essig
   hinzufügen.
5. Jedes Ei in eine kleine Schüssel
   oder Tasse aufschlagen.
   Erzeugen Sie mit einem Löffel
   einen sanften Strudel im Wasser
   und lassen Sie jedes Ei vorsichtig
   ins Wasser gleiten. Pochieren Sie
   die Eier etwa 3-4 Minuten lang, bis
   das Eiweiß fest und das Eigelb
   noch flüssig ist.
6. Nehmen Sie die pochierten Eier
   mit einem Schaumlöffel heraus
   und legen Sie sie auf das
   Avocado-Toast.
7. Den zerbröckelten Feta-Käse über
   die Eier streuen und nach
   Belieben mit frischem Dill oder
   Petersilie belegen. Sofort
   servieren.

Nährwertangaben (pro Portion):

- Kalorien: 370

- Protein: 17g
- Fett: 25g
- Kohlenhydrate: 28g
- Faser: 8g
- Zucker: 2g

Kochzeit: 10 Minuten
Serviergröße: 2 Portionen

Rezept 4:

Vollkorntoast mit Avocado, pochiertem Ei und geräuchertem Lachs

Zutaten:

- 2 Scheiben Vollkornbrot
- 1 reife Avocado
- 2 große Eier
- 1 Esslöffel weißer Essig
- 2 Unzen geräucherter Lachs
- 1 Teelöffel Kapern (optional)
- Salz und Pfeffer nach Geschmack
- Zitronenspalten zum Servieren

Anweisungen:

1. Die Vollkornbrotscheiben goldbraun rösten.

2. Die Avocado halbieren, den Kern
   entfernen und das Fruchtfleisch in
   eine Schüssel geben. Mit einer
   Gabel zerdrücken und mit Salz
   und Pfeffer würzen.
3. Das Avocadopüree gleichmäßig
   auf den gerösteten Brotscheiben
   verteilen.
4. Einen mittelgroßen Topf mit
   Wasser füllen und leicht köcheln
   lassen. Den weißen Essig
   hinzufügen.
5. Jedes Ei in eine kleine Schüssel
   oder Tasse aufschlagen.
   Erzeugen Sie mit einem Löffel
   einen sanften Strudel im Wasser
   und lassen Sie jedes Ei vorsichtig
   ins Wasser gleiten. Pochieren Sie
   die Eier etwa 3-4 Minuten lang, bis
   das Eiweiß fest und das Eigelb
   noch flüssig ist.
6. Nehmen Sie die pochierten Eier
   mit einem Schaumlöffel heraus
   und legen Sie sie auf das
   Avocado-Toast.
7. Den geräucherten Lachs über die
   pochierten Eier schichten und
   nach Belieben mit Kapern
   bestreuen.

8. Mit Zitronenspalten servieren und sofort genießen.

Nährwertangaben (pro Portion):

- Kalorien: 390
- Protein: 19g
- Fett: 26g
- Kohlenhydrate: 29g
- Faser: 8g
- Zucker: 2g

Kochzeit: 10 Minuten
Serviergröße: 2 Portionen

Griechischer Joghurt mit Müsli und Kiwi

Rezept 1: Klassischer griechischer Joghurt mit Müsli und Kiwi

Zutaten:

- 1 Tasse griechischer Naturjoghurt
- 1/2 Tasse Müsli
- 2 Kiwis, geschält und in Scheiben geschnitten
- 1 Esslöffel Honig (optional)

Anweisungen:

1. Den griechischen Joghurt in eine Schüssel geben.
2. Mit Müsli und geschnittenen Kiwis belegen.
3. Nach Belieben mit Honig beträufeln.
4. Sofort servieren.

Nährwertangaben (pro Portion):

- Kalorien: 300
- Protein: 15g
- Fett: 10g
- Kohlenhydrate: 40g
- Ballaststoffe: 5g
- Zucker: 20g

Kochzeit: 5 Minuten
Serviergröße: 1 Portion

Rezept 2:

Griechischer Joghurt mit Müsli, Kiwi und Beeren

Zutaten:

- 1 Tasse griechischer Naturjoghurt
- 1/2 Tasse Müsli
- 2 Kiwis, geschält und in Scheiben geschnitten
- 1/2 Tasse gemischte Beeren (Erdbeeren, Blaubeeren, Himbeeren)
- 1 Esslöffel Ahornsirup (optional)

Anweisungen:

1. Den griechischen Joghurt in eine Schüssel geben.
2. Mit Müsli, geschnittenen Kiwis und gemischten Beeren belegen.
3. Nach Belieben mit Ahornsirup beträufeln.
4. Sofort servieren.

Nährwertangaben (pro Portion):

- Kalorien: 330
- Protein: 16g
- Fett: 11g
- Kohlenhydrate: 45g
- Faser: 7g
- Zucker: 22g

Kochzeit: 5 Minuten
Serviergröße: 1 Portion

Rezept 3:

Griechischer Joghurt mit Müsli, Kiwi und Mandeln

Zutaten:

- 1 Tasse griechischer Naturjoghurt
- 1/2 Tasse Müsli
- 2 Kiwis, geschält und in Scheiben geschnitten
- 1/4 Tasse gehobelte Mandeln
- 1 Teelöffel Chiasamen
- 1 Esslöffel Agavensirup (optional)

Anweisungen:

1. Den griechischen Joghurt in eine Schüssel geben.

2. Mit Müsli, geschnittenen Kiwis, geschnittenen Mandeln und Chiasamen belegen.
3. Nach Belieben mit Agavensirup beträufeln.
4. Sofort servieren.

Nährwertangaben (pro Portion):

- Kalorien: 340
- Protein: 17g
- Fett: 14g
- Kohlenhydrate: 40g
- Faser: 8g
- Zucker: 19g

Kochzeit: 5 Minuten
Serviergröße: 1 Portion

Rezept 4:

Griechischer Joghurt mit Müsli, Kiwi und Kokosnuss

Zutaten:

- 1 Tasse griechischer Naturjoghurt
- 1/2 Tasse Müsli

- 2 Kiwis, geschält und in Scheiben geschnitten
- 1/4 Tasse Kokosraspeln
- 1 Esslöffel Honig (optional)

Anweisungen:

1. Den griechischen Joghurt in eine Schüssel geben.
2. Mit Müsli, geschnittenen Kiwis und Kokosraspeln belegen.
3. Nach Belieben mit Honig beträufeln.
4. Sofort servieren.

Nährwertangaben (pro Portion):

- Kalorien: 350
- Protein: 16g
- Fett: 15g
- Kohlenhydrate: 40g
- Faser: 7g
- Zucker: 21g

Kochzeit: 5 Minuten
Serviergröße: 1 Portion

KAPITEL ZWEI

Mittagsrezepte

Gegrillter Lachs mit geröstetem Gemüse

Rezept 1:

Klassischer gegrillter Lachs mit geröstetem Gemüse

Zutaten:

- 2 Lachsfilets (je 6 oz)
- 1 Esslöffel Olivenöl
- 1 Zitrone, in Scheiben geschnitten
- 1 Teelöffel Knoblauchpulver
- Salz und Pfeffer nach Geschmack
- 2 Tassen gemischtes Gemüse (Karotten, Paprika, Zucchini)
- 1 Esslöffel Olivenöl (für Gemüse)
- 1 Teelöffel getrockneter Thymian

Anweisungen:

1. Heizen Sie den Ofen auf 400 °F (200 °C) vor.
2. Das gemischte Gemüse mit 1 Esslöffel Olivenöl, getrocknetem Thymian, Salz und Pfeffer vermengen. Verteile sie auf einem Backblech.
3. Das Gemüse im vorgeheizten Ofen 20–25 Minuten rösten, bis es weich und leicht gebräunt ist.
4. In der Zwischenzeit den Grill auf mittlere bis hohe Hitze vorheizen.
5. Die Lachsfilets mit Olivenöl bestreichen und mit Knoblauchpulver, Salz und Pfeffer würzen. Auf jedes Filet Zitronenscheiben legen.
6. Grillen Sie den Lachs auf jeder Seite etwa 4 bis 5 Minuten lang oder bis der Lachs gar ist und sich mit einer Gabel leicht zerteilen lässt.
7. Den gegrillten Lachs mit dem gerösteten Gemüse servieren.

Nährwertangaben (pro Portion):

- Kalorien: 450
- Protein: 35g

- Fett: 25g
- Kohlenhydrate: 20g
- Faser: 6g
- Zucker: 8g

Kochzeit: 30 Minuten
Serviergröße: 2 Portionen

Rezept 2:

Gegrillter Lachs mit geröstetem Rosenkohl und Süßkartoffeln

Zutaten:

- 2 Lachsfilets (je 6 oz)
- 1 Esslöffel Olivenöl
- 1 Zitrone, in Scheiben geschnitten
- 1 Teelöffel geräuchertes Paprikapulver
- Salz und Pfeffer nach Geschmack
- 1 Tasse Rosenkohl, halbiert
- 1 Tasse Süßkartoffeln, gewürfelt
- 1 Esslöffel Olivenöl (für Gemüse)
- 1 Teelöffel Rosmarin

Anweisungen:

1. Heizen Sie den Ofen auf 400 °F (200 °C) vor.

2. Den Rosenkohl und die Süßkartoffeln mit 1 Esslöffel Olivenöl, Rosmarin, Salz und Pfeffer vermischen. Verteile sie auf einem Backblech.
3. Das Gemüse im vorgeheizten Ofen 25–30 Minuten rösten, bis es weich und leicht gebräunt ist.
4. In der Zwischenzeit den Grill auf mittlere bis hohe Hitze vorheizen.
5. Die Lachsfilets mit Olivenöl bestreichen und mit geräuchertem Paprika, Salz und Pfeffer würzen. Auf jedes Filet Zitronenscheiben legen.
6. Grillen Sie den Lachs auf jeder Seite etwa 4 bis 5 Minuten lang oder bis der Lachs gar ist und sich mit einer Gabel leicht zerteilen lässt.
7. Den gegrillten Lachs mit geröstetem Rosenkohl und Süßkartoffeln servieren.

Nährwertangaben (pro Portion):

- Kalorien: 480
- Protein: 36g
- Fett: 26g

- Kohlenhydrate: 28g
- Faser: 7g
- Zucker: 9g

Kochzeit: 35 Minuten
Serviergröße: 2 Portionen

Rezept 3:

Gegrillter Lachs mit geröstetem Spargel und Kirschtomaten

Zutaten:

- 2 Lachsfilets (je 6 oz)
- 1 Esslöffel Olivenöl
- 1 Zitrone, in Scheiben geschnitten
- 1 Teelöffel Dill
- Salz und Pfeffer nach Geschmack
- 1 Bund Spargel, geputzt
- 1 Tasse Kirschtomaten, halbiert
- 1 Esslöffel Olivenöl (für Gemüse)
- 1 Teelöffel Balsamico-Essig

Anweisungen:

1. Heizen Sie den Ofen auf 400 °F (200 °C) vor.

2. Spargel und Kirschtomaten mit 1
   Esslöffel Olivenöl, Balsamico-
   Essig, Salz und Pfeffer
   vermengen. Verteile sie auf einem
   Backblech.
3. Das Gemüse im vorgeheizten
   Ofen 15–20 Minuten rösten, bis es
   weich und leicht gebräunt ist.
4. In der Zwischenzeit den Grill auf
   mittlere bis hohe Hitze vorheizen.
5. Die Lachsfilets mit Olivenöl
   bestreichen und mit Dill, Salz und
   Pfeffer würzen. Auf jedes Filet
   Zitronenscheiben legen.
6. Grillen Sie den Lachs auf jeder
   Seite etwa 4 bis 5 Minuten lang
   oder bis der Lachs gar ist und sich
   mit einer Gabel leicht zerteilen
   lässt.
7. Den gegrillten Lachs mit
   geröstetem Spargel und
   Kirschtomaten servieren.

Nährwertangaben (pro Portion):

- Kalorien: 430
- Protein: 34g
- Fett: 24g
- Kohlenhydrate: 16g

- Ballaststoffe: 5g
- Zucker: 7g

Kochzeit: 25 Minuten
Serviergröße: 2 Portionen

Rezept 4:

Gegrillter Lachs mit geröstetem Brokkoli und roter Paprika

Zutaten:

- 2 Lachsfilets (je 6 oz)
- 1 Esslöffel Olivenöl
- 1 Zitrone, in Scheiben geschnitten
- 1 Teelöffel Kreuzkümmel
- Salz und Pfeffer nach Geschmack
- 1 Tasse Brokkoliröschen
- 1 Tasse rote Paprika, in Scheiben geschnitten
- 1 Esslöffel Olivenöl (für Gemüse)
- 1 Teelöffel Oregano

Anweisungen:

1. Heizen Sie den Ofen auf 400 °F (200 °C) vor.

2. Brokkoliröschen und rote Paprika mit 1 Esslöffel Olivenöl, Oregano, Salz und Pfeffer vermischen. Verteile sie auf einem Backblech.
3. Das Gemüse im vorgeheizten Ofen 20–25 Minuten rösten, bis es weich und leicht gebräunt ist.
4. In der Zwischenzeit den Grill auf mittlere bis hohe Hitze vorheizen.
5. Die Lachsfilets mit Olivenöl bestreichen und mit Kreuzkümmel, Salz und Pfeffer würzen. Auf jedes Filet Zitronenscheiben legen.
6. Grillen Sie den Lachs auf jeder Seite etwa 4 bis 5 Minuten lang oder bis der Lachs gar ist und sich mit einer Gabel leicht zerteilen lässt.
7. Den gegrillten Lachs mit geröstetem Brokkoli und roten Paprika servieren.

Nährwertangaben (pro Portion):

- Kalorien: 440
- Protein: 35g
- Fett: 25g
- Kohlenhydrate: 18g
- Faser: 6g

- Zucker: 6g

Kochzeit: 30 Minuten
Serviergröße: 2 Portionen

Quinoa-Spinat-Salat mit Feta

Rezept 1:

Klassischer Quinoa-Spinat-Salat mit Feta

Zutaten:

- 1 Tasse Quinoa, abgespült
- 2 Tassen Wasser
- 4 Tassen frischer Spinat, gehackt
- 1/2 Tasse zerbröselter Feta-Käse
- 1/4 Tasse rote Zwiebel, fein gehackt
- 1/4 Tasse Olivenöl
- 2 Esslöffel Zitronensaft
- 1 Knoblauchzehe, gehackt
- Salz und Pfeffer nach Geschmack

Anweisungen:

1. Quinoa und Wasser in einem mittelgroßen Topf zum Kochen bringen. Hitze reduzieren, abdecken und etwa 15 Minuten köcheln lassen, bis das Wasser aufgesogen und die Quinoa zart ist.
2. Lassen Sie die Quinoa auf Raumtemperatur abkühlen.
3. In einer großen Schüssel die gekochte Quinoa, den gehackten Spinat, den zerbröckelten Feta-Käse und die roten Zwiebeln vermischen.
4. In einer kleinen Schüssel Olivenöl, Zitronensaft, gehackten Knoblauch, Salz und Pfeffer verrühren.
5. Das Dressing über den Salat gießen und vermengen.
6. Sofort servieren oder bis zum Servieren im Kühlschrank aufbewahren.

Nährwertangaben (pro Portion):

- Kalorien: 320

- Protein: 9g
- Fett: 19g
- Kohlenhydrate: 30g
- Faser: 4g
- Zucker: 2g

Kochzeit: 25 Minuten
Serviergröße: 4 Portionen

Rezept 2:

Quinoa-Spinat-Salat mit Feta und Kirschtomaten

Zutaten:

- 1 Tasse Quinoa, abgespült
- 2 Tassen Wasser
- 4 Tassen frischer Spinat, gehackt
- 1/2 Tasse zerbröselter Feta-Käse
- 1 Tasse Kirschtomaten, halbiert
- 1/4 Tasse rote Zwiebel, fein gehackt
- 1/4 Tasse Olivenöl
- 2 Esslöffel Balsamico-Essig
- Salz und Pfeffer nach Geschmack

Anweisungen:

1. Quinoa und Wasser in einem
   mittelgroßen Topf zum Kochen
   bringen. Hitze reduzieren,
   abdecken und etwa 15 Minuten
   köcheln lassen, bis das Wasser
   aufgesogen und die Quinoa zart
   ist.
2. Lassen Sie die Quinoa auf
   Raumtemperatur abkühlen.
3. In einer großen Schüssel die
   gekochte Quinoa, den gehackten
   Spinat, den zerbröckelten Feta-
   Käse, die Kirschtomaten und die
   roten Zwiebeln vermischen.
4. In einer kleinen Schüssel Olivenöl,
   Balsamico-Essig, Salz und Pfeffer
   verrühren.
5. Das Dressing über den Salat
   gießen und vermischen.
6. Sofort servieren oder bis zum
   Servieren im Kühlschrank
   aufbewahren.

Nährwertangaben (pro Portion):

- Kalorien: 330
- Protein: 10g
- Fett: 19g
- Kohlenhydrate: 31g

- Faser: 4g
- Zucker: 3g

Kochzeit: 25 Minuten
Serviergröße: 4 Portionen

Rezept 3:

Quinoa-Spinat-Salat mit Feta und Avocado

Zutaten:

- 1 Tasse Quinoa, abgespült
- 2 Tassen Wasser
- 4 Tassen frischer Spinat, gehackt
- 1/2 Tasse zerbröselter Feta-Käse
- 1 reife Avocado, gewürfelt
- 1/4 Tasse rote Zwiebel, fein gehackt
- 1/4 Tasse Olivenöl
- 2 Esslöffel Limettensaft
- 1 Knoblauchzehe, gehackt
- Salz und Pfeffer nach Geschmack

Anweisungen:

1. Quinoa und Wasser in einem mittelgroßen Topf zum Kochen bringen. Hitze reduzieren,

abdecken und etwa 15 Minuten köcheln lassen, bis das Wasser aufgesogen und die Quinoa zart ist.

2. Lassen Sie die Quinoa auf Raumtemperatur abkühlen.
3. In einer großen Schüssel die gekochte Quinoa, den gehackten Spinat, den zerbröckelten Feta-Käse, die gewürfelte Avocado und die roten Zwiebeln vermischen.
4. In einer kleinen Schüssel Olivenöl, Limettensaft, gehackten Knoblauch, Salz und Pfeffer verrühren.
5. Das Dressing über den Salat gießen und vermengen.
6. Sofort servieren oder bis zum Servieren im Kühlschrank aufbewahren.

Nährwertangaben (pro Portion):

- Kalorien: 350
- Protein: 10g
- Fett: 23g
- Kohlenhydrate: 29g
- Faser: 7g
- Zucker: 2g

Kochzeit: 25 Minuten
Serviergröße: 4 Portionen

Rezept 4:

Quinoa-Spinat-Salat mit Feta und Gurken

Zutaten:

- 1 Tasse Quinoa, abgespült
- 2 Tassen Wasser
- 4 Tassen frischer Spinat, gehackt
- 1/2 Tasse zerbröselter Feta-Käse
- 1 Tasse Gurke, gewürfelt
- 1/4 Tasse rote Zwiebel, fein gehackt
- 1/4 Tasse Olivenöl
- 2 Esslöffel Rotweinessig
- 1 Teelöffel getrockneter Oregano
- Salz und Pfeffer nach Geschmack

Anweisungen:

1. Quinoa und Wasser in einem mittelgroßen Topf zum Kochen bringen. Hitze reduzieren, abdecken und etwa 15 Minuten köcheln lassen, bis das Wasser

aufgesogen und die Quinoa zart
ist.
2. Lassen Sie die Quinoa auf
   Raumtemperatur abkühlen.
3. In einer großen Schüssel die
   gekochte Quinoa, den gehackten
   Spinat, den zerbröckelten Feta-
   Käse, die Gurkenwürfel und die
   roten Zwiebeln vermischen.
4. In einer kleinen Schüssel Olivenöl,
   Rotweinessig, getrockneten
   Oregano, Salz und Pfeffer
   verrühren.
5. Das Dressing über den Salat
   gießen und vermischen.
6. Sofort servieren oder bis zum
   Servieren im Kühlschrank
   aufbewahren.

Nährwertangaben (pro Portion):

- Kalorien: 310
- Protein: 9g
- Fett: 19g
- Kohlenhydrate: 28g
- Faser: 4g
- Zucker: 2g

Kochzeit: 25 Minuten
Serviergröße: 4 Portionen

Linsen-Süßkartoffel-Suppe

Rezept 1:

Klassische Linsen-Süßkartoffel-Suppe

Zutaten:

- 1 Tasse Linsen, abgespült
- 2 mittelgroße Süßkartoffeln, geschält und gewürfelt
- 1 Zwiebel, gehackt
- 2 Knoblauchzehen, gehackt
- 1 Esslöffel Olivenöl

- 6 Tassen Gemüsebrühe
- 1 Teelöffel Kreuzkümmel
- 1 Teelöffel Paprika
- Salz und Pfeffer nach Geschmack

Anweisungen:

1. In einem großen Topf das Olivenöl bei mittlerer Hitze erhitzen. Die gehackte Zwiebel und den gehackten Knoblauch hinzufügen und etwa 5 Minuten anbraten, bis sie weich sind.
2. Die gewürfelten Süßkartoffeln hinzufügen und weitere 5 Minuten kochen lassen.
3. Linsen, Kreuzkümmel und Paprika unterrühren. Mit der Gemüsebrühe aufgießen.
4. Bringen Sie die Mischung zum Kochen, reduzieren Sie dann die Hitze und lassen Sie sie etwa 30 Minuten lang köcheln, bis die Linsen und Süßkartoffeln weich sind.
5. Mit Salz und Pfeffer abschmecken.
6. Heiß servieren.

Nährwertangaben (pro Portion):

- Kalorien: 250
- Protein: 10g
- Fett: 4g
- Kohlenhydrate: 45g
- Faser: 12g
- Zucker: 8g

Kochzeit: 45 Minuten
Serviergröße: 4 Portionen

Rezept 2:

Linsen-Süßkartoffel-Suppe mit Spinat

Zutaten:

- 1 Tasse Linsen, abgespült
- 2 mittelgroße Süßkartoffeln, geschält und gewürfelt
- 1 Zwiebel, gehackt

- 2 Knoblauchzehen, gehackt
- 1 Esslöffel Olivenöl
- 6 Tassen Gemüsebrühe
- 1 Teelöffel Kreuzkümmel
- 1 Teelöffel Paprika
- 4 Tassen frischer Spinat, gehackt
- Salz und Pfeffer nach Geschmack

Anweisungen:

1. In einem großen Topf das Olivenöl bei mittlerer Hitze erhitzen. Die gehackte Zwiebel und den gehackten Knoblauch hinzufügen und etwa 5 Minuten anbraten, bis sie weich sind.
2. Die gewürfelten Süßkartoffeln hinzufügen und weitere 5 Minuten kochen lassen.
3. Linsen, Kreuzkümmel und Paprika unterrühren. Mit der Gemüsebrühe aufgießen.
4. Bringen Sie die Mischung zum Kochen, reduzieren Sie dann die Hitze und lassen Sie sie etwa 30 Minuten lang köcheln, bis die Linsen und Süßkartoffeln weich sind.

5. Den gehackten Spinat einrühren
   und weitere 5 Minuten kochen
   lassen.
6. Mit Salz und Pfeffer
   abschmecken.
7. Heiß servieren.

Nährwertangaben (pro Portion):

- Kalorien: 270
- Protein: 12g
- Fett: 4g
- Kohlenhydrate: 48g
- Faser: 13g
- Zucker: 8g

Kochzeit: 50 Minuten
Serviergröße: 4 Portionen

Rezept 3:

Linsen-Süßkartoffel-Suppe mit Kokosmilch

Zutaten:

- 1 Tasse Linsen, abgespült

- 2 mittelgroße Süßkartoffeln,
  geschält und gewürfelt
- 1 Zwiebel, gehackt
- 2 Knoblauchzehen, gehackt
- 1 Esslöffel Olivenöl
- 6 Tassen Gemüsebrühe
- 1 Teelöffel Kreuzkümmel
- 1 Teelöffel Kurkuma
- 1 Dose (14 oz) Kokosmilch
- Salz und Pfeffer nach Geschmack

Anweisungen:

1. In einem großen Topf das Olivenöl
   bei mittlerer Hitze erhitzen. Die
   gehackte Zwiebel und den
   gehackten Knoblauch hinzufügen
   und etwa 5 Minuten anbraten, bis
   sie weich sind.
2. Die gewürfelten Süßkartoffeln
   hinzufügen und weitere 5 Minuten
   kochen lassen.
3. Linsen, Kreuzkümmel und
   Kurkuma unterrühren. Mit der
   Gemüsebrühe aufgießen.
4. Bringen Sie die Mischung zum
   Kochen, reduzieren Sie dann die
   Hitze und lassen Sie sie etwa 30
   Minuten lang köcheln, bis die

Linsen und Süßkartoffeln weich
sind.
5. Kokosmilch einrühren und weitere
5 Minuten kochen lassen.
6. Mit Salz und Pfeffer
abschmecken.
7. Heiß servieren.

Nährwertangaben (pro Portion):

- Kalorien: 320
- Protein: 12g
- Fett: 12g
- Kohlenhydrate: 45g
- Faser: 12g
- Zucker: 8g

Kochzeit: 50 Minuten
Serviergröße: 4 Portionen

Rezept 4:

Scharfe Linsen-Süßkartoffel-Suppe

Zutaten:

- 1 Tasse Linsen, abgespült
- 2 mittelgroße Süßkartoffeln,
  geschält und gewürfelt
- 1 Zwiebel, gehackt

- 2 Knoblauchzehen, gehackt
- 1 Esslöffel Olivenöl
- 6 Tassen Gemüsebrühe
- 1 Teelöffel Kreuzkümmel
- 1 Teelöffel geräuchertes Paprikapulver
- 1/2 Teelöffel Cayennepfeffer (optional, zum Schärfen)
- 1 Dose (14 oz) gewürfelte Tomaten
- Salz und Pfeffer nach Geschmack

Anweisungen:

1. In einem großen Topf das Olivenöl bei mittlerer Hitze erhitzen. Die gehackte Zwiebel und den gehackten Knoblauch hinzufügen und etwa 5 Minuten anbraten, bis sie weich sind.
2. Die gewürfelten Süßkartoffeln hinzufügen und weitere 5 Minuten kochen lassen.
3. Linsen, Kreuzkümmel, geräuchertes Paprikapulver und Cayennepfeffer unterrühren. Mit der Gemüsebrühe aufgießen und die gewürfelten Tomaten dazugeben.

4. Bringen Sie die Mischung zum Kochen, reduzieren Sie dann die Hitze und lassen Sie sie etwa 30 Minuten lang köcheln, bis die Linsen und Süßkartoffeln weich sind.
5. Mit Salz und Pfeffer abschmecken.
6. Heiß servieren.

Nährwertangaben (pro Portion):

- Kalorien: 270
- Protein: 11g
- Fett: 4g
- Kohlenhydrate: 46g
- Faser: 12g
- Zucker: 9g

Kochzeit: 45 Minuten
Serviergröße: 4 Portionen

Schüssel mit braunem Reis mit sautierten Garnelen und Brokkoli

Rezept 1: Klassische braune Reisschüssel mit sautierten Garnelen und Brokkoli

Zutaten:

- 1 Tasse brauner Reis
- 2 Tassen Wasser
- 1 Pfund Garnelen, geschält und entdarmt
- 2 Tassen Brokkoliröschen
- 2 Esslöffel Olivenöl
- 2 Knoblauchzehen, gehackt
- 1 Esslöffel Sojasauce
- 1 Esslöffel Zitronensaft
- Salz und Pfeffer nach Geschmack

Anweisungen:

1. In einem mittelgroßen Topf den braunen Reis und das Wasser zum Kochen bringen. Hitze

reduzieren, abdecken und etwa
40–45 Minuten köcheln lassen,
oder bis das Wasser absorbiert
und der Reis zart ist.

2. Während der Reis kocht, erhitzen
   Sie 1 Esslöffel Olivenöl in einer
   großen Pfanne bei mittlerer Hitze.
   Die Brokkoliröschen dazugeben
   und etwa 5–7 Minuten anbraten,
   bis sie weich sind. Aus der Pfanne
   nehmen und beiseite stellen.

3. In derselben Pfanne den
   restlichen Esslöffel Olivenöl
   erhitzen. Den gehackten
   Knoblauch dazugeben und etwa 1
   Minute anbraten.

4. Die Garnelen in die Pfanne geben
   und auf jeder Seite etwa 3–4
   Minuten braten, oder bis die
   Garnelen rosa und undurchsichtig
   sind.

5. Sojasauce und Zitronensaft
   unterrühren. Mit Salz und Pfeffer
   abschmecken.

6. Servieren Sie die sautierten
   Garnelen und den Brokkoli über
   dem gekochten braunen Reis.

Nährwertangaben (pro Portion):

- Kalorien: 400
- Protein: 30g
- Fett: 14g
- Kohlenhydrate: 41g
- Faser: 4g
- Zucker: 1g

Kochzeit: 50 Minuten
Serviergröße: 4 Portionen

Rezept 2:

Schüssel mit braunem Reis mit sautierten Garnelen, Brokkoli und Karotten

Zutaten:

- 1 Tasse brauner Reis
- 2 Tassen Wasser
- 1 Pfund Garnelen, geschält und entdarmt
- 2 Tassen Brokkoliröschen
- 1 Tasse Karotten, in Scheiben geschnitten
- 2 Esslöffel Olivenöl
- 2 Knoblauchzehen, gehackt
- 1 Esslöffel Sojasauce

- 1 Esslöffel Sesamöl
- Salz und Pfeffer nach Geschmack

Anweisungen:

1. In einem mittelgroßen Topf den braunen Reis und das Wasser zum Kochen bringen. Hitze reduzieren, abdecken und etwa 40–45 Minuten köcheln lassen, oder bis das Wasser absorbiert und der Reis zart ist.
2. Während der Reis kocht, erhitzen Sie 1 Esslöffel Olivenöl in einer großen Pfanne bei mittlerer Hitze. Brokkoliröschen und Karotten dazugeben und etwa 5–7 Minuten anbraten, bis sie weich sind. Aus der Pfanne nehmen und beiseite stellen.
3. In derselben Pfanne den restlichen Esslöffel Olivenöl erhitzen. Den gehackten Knoblauch dazugeben und etwa 1 Minute anbraten.
4. Die Garnelen in die Pfanne geben und auf jeder Seite etwa 3–4 Minuten braten, oder bis die

Garnelen rosa und undurchsichtig
sind.
5. Sojasauce und Sesamöl
unterrühren. Mit Salz und Pfeffer
abschmecken.
6. Servieren Sie die sautierten
Garnelen, Brokkoli und Karotten
über dem gekochten braunen
Reis.

Nährwertangaben (pro Portion):

- Kalorien: 420
- Protein: 30g
- Fett: 15g
- Kohlenhydrate: 43g
- Ballaststoffe: 5g
- Zucker: 3g

Kochzeit: 50 Minuten
Serviergröße: 4 Portionen

Rezept 3:

**Schüssel mit braunem Reis mit
sautierten Garnelen, Brokkoli und
Paprika**

Zutaten:

- 1 Tasse brauner Reis
- 2 Tassen Wasser
- 1 Pfund Garnelen, geschält und entdarmt
- 2 Tassen Brokkoliröschen
- 1 Tasse Paprika, in Scheiben geschnitten
- 2 Esslöffel Olivenöl
- 2 Knoblauchzehen, gehackt
- 1 Esslöffel Sojasauce
- 1 Esslöffel Reisessig
- Salz und Pfeffer nach Geschmack

Anweisungen:

1. In einem mittelgroßen Topf den braunen Reis und das Wasser zum Kochen bringen. Hitze reduzieren, abdecken und etwa 40–45 Minuten köcheln lassen, oder bis das Wasser absorbiert und der Reis zart ist.
2. Während der Reis kocht, erhitzen Sie 1 Esslöffel Olivenöl in einer großen Pfanne bei mittlerer Hitze. Brokkoliröschen und Paprika dazugeben und etwa 5–7 Minuten

anbraten, bis sie weich sind. Aus der Pfanne nehmen und beiseite stellen.
3. In derselben Pfanne den restlichen Esslöffel Olivenöl erhitzen. Den gehackten Knoblauch dazugeben und etwa 1 Minute anbraten.
4. Die Garnelen in die Pfanne geben und auf jeder Seite etwa 3–4 Minuten braten, oder bis die Garnelen rosa und undurchsichtig sind.
5. Sojasauce und Reisessig unterrühren. Mit Salz und Pfeffer abschmecken.
6. Servieren Sie die sautierten Garnelen, Brokkoli und Paprika über dem gekochten braunen Reis.

Nährwertangaben (pro Portion):

- Kalorien: 410
- Protein: 30g
- Fett: 14g
- Kohlenhydrate: 42g
- Faser: 4g
- Zucker: 2g

Kochzeit: 50 Minuten
Serviergröße: 4 Portionen

Rezept 4:

Schüssel mit braunem Reis mit sautierten Garnelen, Brokkoli und Pilzen

Zutaten:

- 1 Tasse brauner Reis
- 2 Tassen Wasser
- 1 Pfund Garnelen, geschält und entdarmt
- 2 Tassen Brokkoliröschen
- 1 Tasse Champignons, in Scheiben geschnitten
- 2 Esslöffel Olivenöl
- 2 Knoblauchzehen, gehackt
- 1 Esslöffel Sojasauce
- 1 Esslöffel Limettensaft
- Salz und Pfeffer nach Geschmack

Anweisungen:

1. In einem mittelgroßen Topf den braunen Reis und das Wasser zum Kochen bringen. Hitze reduzieren, abdecken und etwa 40–45 Minuten köcheln lassen, oder bis das Wasser absorbiert und der Reis zart ist.
2. Während der Reis kocht, erhitzen Sie 1 Esslöffel Olivenöl in einer großen Pfanne bei mittlerer Hitze. Brokkoliröschen und Pilze dazugeben und etwa 5–7 Minuten anbraten, bis sie weich sind. Aus der Pfanne nehmen und beiseite stellen.
3. In derselben Pfanne den restlichen Esslöffel Olivenöl erhitzen. Den gehackten Knoblauch dazugeben und etwa 1 Minute anbraten.
4. Die Garnelen in die Pfanne geben und auf jeder Seite etwa 3–4 Minuten braten, oder bis die Garnelen rosa und undurchsichtig sind.

5. Sojasauce und Limettensaft
   unterrühren. Mit Salz und Pfeffer
   abschmecken.
6. Servieren Sie die sautierten
   Garnelen, Brokkoli und Pilze über
   dem gekochten braunen Reis.

Nährwertangaben (pro Portion):

- Kalorien: 400
- Protein: 30g
- Fett: 14g
- Kohlenhydrate: 41g
- Faser: 4g
- Zucker: 2g

Kochzeit: 50 Minuten
Serviergröße: 4 Portionen

KAPITEL DREI

Abendessen-Rezepte

Gebackenes Hähnchen mit Kräuterkartoffeln

Rezept 1:

Klassisches gebackenes Hähnchen mit Kräuterkartoffeln

Zutaten:

- 4 Hähnchenbrüste
- 2 Pfund Kartoffeln, gewürfelt
- 2 Esslöffel Olivenöl
- 2 Teelöffel getrockneter Rosmarin
- 2 Teelöffel getrockneter Thymian
- 2 Knoblauchzehen, gehackt
- Salz und Pfeffer nach Geschmack

Anweisungen:

1. Heizen Sie den Ofen auf 400 °F (200 °C) vor.
2. In einer großen Schüssel die gewürfelten Kartoffeln, Olivenöl, Rosmarin, Thymian, gehackten Knoblauch, Salz und Pfeffer vermischen. Zum Überziehen wenden.
3. Die Kartoffeln in einer einzigen Schicht auf einem Backblech verteilen.
4. Die Hähnchenbrüste auf ein weiteres Backblech legen und mit Salz und Pfeffer würzen.
5. Backen Sie die Kartoffeln und das Hähnchen im vorgeheizten Ofen etwa 30–35 Minuten lang oder bis das Hähnchen gar ist und die Kartoffeln goldbraun und knusprig sind.
6. Das gebackene Hähnchen mit den Kräuter-Bratkartoffeln servieren.

Nährwertangaben (pro Portion):

- Kalorien: 420
- Protein: 35g
- Fett: 12g
- Kohlenhydrate: 45g

- Ballaststoffe: 5g
- Zucker: 2g

Kochzeit: 45 Minuten
Serviergröße: 4 Portionen

Rezept 2:

Gebackenes Hähnchen mit Kräuterkartoffeln und Karotten

Zutaten:

- 4 Hähnchenbrüste
- 2 Pfund Kartoffeln, gewürfelt
- 1 Pfund Karotten, in Scheiben geschnitten
- 2 Esslöffel Olivenöl
- 2 Teelöffel getrockneter Rosmarin
- 2 Teelöffel getrockneter Thymian
- 2 Knoblauchzehen, gehackt
- Salz und Pfeffer nach Geschmack

Anweisungen:

1. Heizen Sie den Ofen auf 400 °F (200 °C) vor.
2. In einer großen Schüssel die Kartoffelwürfel, die Karottenscheiben, das Olivenöl,

den Rosmarin, den Thymian, den
gehackten Knoblauch, Salz und
Pfeffer vermischen. Zum
Überziehen wenden.
3. Kartoffeln und Karotten in einer
   einzigen Schicht auf einem
   Backblech verteilen.
4. Die Hähnchenbrüste auf ein
   anderes Backblech legen und mit
   Salz und Pfeffer würzen.
5. Backen Sie die Kartoffeln,
   Karotten und das Hähnchen im
   vorgeheizten Ofen etwa 30–35
   Minuten lang oder bis das
   Hähnchen gar ist und das
   Gemüse goldbraun und knusprig
   ist.
6. Das gebackene Hähnchen mit den
   Kräuterkartoffeln und Karotten
   servieren.

Nährwertangaben (pro Portion):

- Kalorien: 450
- Protein: 35g
- Fett: 12g
- Kohlenhydrate: 50g
- Faser: 6g
- Zucker: 5g

Kochzeit: 45 Minuten
Serviergröße: 4 Portionen

Rezept 3:

Gebackenes Hähnchen mit Kräuterkartoffeln und grünen Bohnen

Zutaten:

- 4 Hähnchenbrüste
- 2 Pfund Kartoffeln, gewürfelt
- 1 Pfund grüne Bohnen, geputzt
- 2 Esslöffel Olivenöl
- 2 Teelöffel getrockneter Rosmarin
- 2 Teelöffel getrockneter Thymian
- 2 Knoblauchzehen, gehackt
- Salz und Pfeffer nach Geschmack

Anweisungen:

1. Heizen Sie den Ofen auf 400 °F (200 °C) vor.
2. In einer großen Schüssel die gewürfelten Kartoffeln, Olivenöl, Rosmarin, Thymian, gehackten Knoblauch, Salz und Pfeffer vermischen. Zum Überziehen wenden.

3. Die Kartoffeln in einer einzigen Schicht auf einem Backblech verteilen.
4. Die Hähnchenbrüste auf ein weiteres Backblech legen und mit Salz und Pfeffer würzen.
5. Kartoffeln und Hähnchen im vorgeheizten Backofen etwa 25 Minuten backen.
6. Die grünen Bohnen mit den Kartoffeln auf das Backblech geben und leicht mit dem Öl und den Kräutern vermischen.
7. Weitere 10–15 Minuten backen, oder bis das Hähnchen gar ist und das Gemüse zart ist.
8. Servieren Sie das gebackene Hähnchen mit den Kräuterkartoffeln und grünen Bohnen.

Nährwertangaben (pro Portion):

- Kalorien: 430
- Protein: 35g
- Fett: 12g
- Kohlenhydrate: 46g
- Faser: 7g
- Zucker: 3g

Kochzeit: 45 Minuten

Serviergröße: 4 Portionen

Rezept 4:

Gebackenes Hähnchen mit Kräuterkartoffeln und Rosenkohl

Zutaten:

- 4 Hähnchenbrüste
- 2 Pfund Kartoffeln, gewürfelt
- 1 Pfund Rosenkohl, halbiert
- 2 Esslöffel Olivenöl
- 2 Teelöffel getrockneter Rosmarin
- 2 Teelöffel getrockneter Thymian
- 2 Knoblauchzehen, gehackt
- Salz und Pfeffer nach Geschmack

Anweisungen:

1. Heizen Sie den Ofen auf 400 °F (200 °C) vor.
2. In einer großen Schüssel gewürfelte Kartoffeln, halbierten Rosenkohl, Olivenöl, Rosmarin, Thymian, gehackten Knoblauch,

Salz und Pfeffer vermengen. Zum Überziehen wenden.
3. Kartoffeln und Rosenkohl in einer Schicht auf einem Backblech verteilen.
4. Die Hähnchenbrüste auf ein weiteres Backblech legen und mit Salz und Pfeffer würzen.
5. Backen Sie die Kartoffeln, den Rosenkohl und das Hähnchen im vorgeheizten Ofen etwa 30–35 Minuten lang oder bis das Hähnchen gar ist und das Gemüse goldbraun und knusprig ist.
6. Servieren Sie das gebackene Hähnchen mit den Kräuter-Bratkartoffeln und Rosenkohl.

Nährwertangaben (pro Portion):

- Kalorien: 440
- Protein: 35g
- Fett: 13g
- Kohlenhydrate: 47g
- Faser: 8g
- Zucker: 3g

Kochzeit: 45 Minuten
Serviergröße: 4 Portionen

Spaghettikürbis mit Marinara und Putenfleischbällchen

Rezept 1:

Klassisches gebackenes Hähnchen mit Kräuterkartoffeln

Zutaten:

- 4 Hähnchenbrüste
- 2 Pfund Kartoffeln, gewürfelt
- 2 Esslöffel Olivenöl
- 2 Teelöffel getrockneter Rosmarin
- 2 Teelöffel getrockneter Thymian
- 2 Knoblauchzehen, gehackt

- Salz und Pfeffer nach Geschmack

Anweisungen:

1. Heizen Sie den Ofen auf 400 °F (200 °C) vor.
2. In einer großen Schüssel die gewürfelten Kartoffeln, Olivenöl, Rosmarin, Thymian, gehackten Knoblauch, Salz und Pfeffer vermischen. Zum Überziehen wenden.
3. Die Kartoffeln in einer einzigen Schicht auf einem Backblech verteilen.
4. Die Hähnchenbrüste auf ein anderes Backblech legen und mit Salz und Pfeffer würzen.
5. Backen Sie die Kartoffeln und das Hähnchen im vorgeheizten Ofen etwa 30–35 Minuten lang oder bis das Hähnchen gar ist und die Kartoffeln goldbraun und knusprig sind.
6. Das gebackene Hähnchen mit den Kräuter-Bratkartoffeln servieren.

Nährwertangaben (pro Portion):

- Kalorien: 420

- Protein: 35g
- Fett: 12g
- Kohlenhydrate: 45g
- Ballaststoffe: 5g
- Zucker: 2g

Kochzeit: 45 Minuten
Serviergröße: 4 Portionen

Rezept 2:

Gebackenes Hähnchen mit Kräuterkartoffeln und Karotten

Zutaten:

- 4 Hähnchenbrüste
- 2 Pfund Kartoffeln, gewürfelt
- 1 Pfund Karotten, in Scheiben geschnitten
- 2 Esslöffel Olivenöl
- 2 Teelöffel getrockneter Rosmarin
- 2 Teelöffel getrockneter Thymian
- 2 Knoblauchzehen, gehackt
- Salz und Pfeffer nach Geschmack

Anweisungen:

1. Heizen Sie den Ofen auf 400 °F (200 °C) vor.

2. In einer großen Schüssel die
   Kartoffelwürfel, die
   Karottenscheiben, das Olivenöl,
   den Rosmarin, den Thymian, den
   gehackten Knoblauch, Salz und
   Pfeffer vermischen. Zum
   Überziehen wenden.
3. Kartoffeln und Karotten in einer
   einzigen Schicht auf einem
   Backblech verteilen.
4. Die Hähnchenbrüste auf ein
   weiteres Backblech legen und mit
   Salz und Pfeffer würzen.
5. Backen Sie die Kartoffeln,
   Karotten und das Hähnchen im
   vorgeheizten Ofen etwa 30–35
   Minuten lang oder bis das
   Hähnchen gar ist und das
   Gemüse goldbraun und knusprig
   ist.
6. Das gebackene Hähnchen mit den
   Kräuterkartoffeln und Karotten
   servieren.

Nährwertangaben (pro Portion):

- Kalorien: 450
- Protein: 35g
- Fett: 12g

- Kohlenhydrate: 50g
- Faser: 6g
- Zucker: 5g

Kochzeit: 45 Minuten
Serviergröße: 4 Portionen

Rezept 3:

Gebackenes Hähnchen mit Kräuterkartoffeln und grünen Bohnen

Zutaten:

- 4 Hähnchenbrüste
- 2 Pfund Kartoffeln, gewürfelt
- 1 Pfund grüne Bohnen, geputzt
- 2 Esslöffel Olivenöl
- 2 Teelöffel getrockneter Rosmarin
- 2 Teelöffel getrockneter Thymian
- 2 Knoblauchzehen, gehackt
- Salz und Pfeffer nach Geschmack

Anweisungen:

1. Heizen Sie den Ofen auf 400 °F (200 °C) vor.
2. In einer großen Schüssel die gewürfelten Kartoffeln, Olivenöl, Rosmarin, Thymian, gehackten

Knoblauch, Salz und Pfeffer
vermischen. Zum Überziehen
wenden.

3. Die Kartoffeln in einer einzigen
   Schicht auf einem Backblech
   verteilen.
4. Die Hähnchenbrüste auf ein
   anderes Backblech legen und mit
   Salz und Pfeffer würzen.
5. Kartoffeln und Hähnchen im
   vorgeheizten Backofen etwa 25
   Minuten backen.
6. Die grünen Bohnen mit den
   Kartoffeln auf das Backblech
   geben und leicht mit dem Öl und
   den Kräutern vermischen.
7. Weitere 10–15 Minuten backen,
   oder bis das Hähnchen gar ist und
   das Gemüse zart ist.
8. Servieren Sie das gebackene
   Hähnchen mit den
   Kräuterkartoffeln und grünen
   Bohnen.

Nährwertangaben (pro Portion):

- Kalorien: 430
- Protein: 35g
- Fett: 12g

- Kohlenhydrate: 46g
- Faser: 7g
- Zucker: 3g

Kochzeit: 45 Minuten
Serviergröße: 4 Portionen

Rezept 4:

Gebackenes Hähnchen mit Kräuterkartoffeln und Rosenkohl

Zutaten:

- 4 Hähnchenbrüste
- 2 Pfund Kartoffeln, gewürfelt
- 1 Pfund Rosenkohl, halbiert
- 2 Esslöffel Olivenöl
- 2 Teelöffel getrockneter Rosmarin
- 2 Teelöffel getrockneter Thymian
- 2 Knoblauchzehen, gehackt
- Salz und Pfeffer nach Geschmack

Anweisungen:

1. Heizen Sie den Ofen auf 400 °F (200 °C) vor.
2. In einer großen Schüssel gewürfelte Kartoffeln, halbierten Rosenkohl, Olivenöl, Rosmarin, Thymian, gehackten Knoblauch, Salz und Pfeffer vermengen. Zum Überziehen wenden.

3. Kartoffeln und Rosenkohl in einer
   Schicht auf einem Backblech
   verteilen.
4. Die Hähnchenbrüste auf ein
   weiteres Backblech legen und mit
   Salz und Pfeffer würzen.
5. Backen Sie die Kartoffeln, den
   Rosenkohl und das Hähnchen im
   vorgeheizten Ofen etwa 30–35
   Minuten lang oder bis das
   Hähnchen gar ist und das
   Gemüse goldbraun und knusprig
   ist.
6. Servieren Sie das gebackene
   Hähnchen mit den Kräuter-
   Bratkartoffeln und Rosenkohl.

Nährwertangaben (pro Portion):

- Kalorien: 440
- Protein: 35g
- Fett: 13g
- Kohlenhydrate: 47g
- Faser: 8g
- Zucker: 3g

Kochzeit: 45   Minuten
Serviergröße: 4 Portionen

Gegrillte Schweinekoteletts mit gedünstetem Spargel

Rezept 1:

Klassische gegrillte Schweinekoteletts mit gedünstetem Spargel

Zutaten:

- 4 Schweinekoteletts
- 1 Pfund Spargel, geputzt
- 2 Esslöffel Olivenöl
- 2 Knoblauchzehen, gehackt
- 1 Esslöffel Zitronensaft
- Salz und Pfeffer nach Geschmack

Anweisungen:

1. Den Grill auf mittlere bis hohe Hitze vorheizen.
2. Reiben Sie die Schweinekoteletts mit 1 Esslöffel Olivenöl, gehacktem Knoblauch, Salz und Pfeffer ein.
3. Grillen Sie die Schweinekoteletts etwa 5–7 Minuten pro Seite oder

bis die Innentemperatur 145 °F
(63 °C) erreicht.

4. Während die Schweinekoteletts
grillen, dämpfen Sie den Spargel
in einem Dampfkorb über
kochendem Wasser etwa 5–7
Minuten lang oder bis er weich ist.
5. Den gedünsteten Spargel mit dem
restlichen Esslöffel Olivenöl und
Zitronensaft beträufeln. Mit Salz
und Pfeffer abschmecken.
6. Servieren Sie die gegrillten
Schweinekoteletts mit dem
gedünsteten Spargel.

Nährwertangaben (pro Portion):

- Kalorien: 350
- Protein: 30g
- Fett: 20g
- Kohlenhydrate: 8g
- Ballaststoffe: 3g
- Zucker: 3g

Kochzeit: 25 Minuten
Serviergröße: 4 Portionen

Rezept 2:

Gegrillte Schweinekoteletts mit gedünstetem Spargel und Kirschtomaten

Zutaten:

- 4 Schweinekoteletts
- 1 Pfund Spargel, geputzt
- 1 Tasse Kirschtomaten, halbiert
- 2 Esslöffel Olivenöl
- 2 Knoblauchzehen, gehackt
- 1 Esslöffel Balsamico-Essig
- Salz und Pfeffer nach Geschmack

Anweisungen:

1. Den Grill auf mittlere bis hohe Hitze vorheizen.
2. Reiben Sie die Schweinekoteletts mit 1 Esslöffel Olivenöl, gehacktem Knoblauch, Salz und Pfeffer ein.
3. Grillen Sie die Schweinekoteletts etwa 5–7 Minuten pro Seite oder bis die Innentemperatur 145 °F (63 °C) erreicht.
4. Während die Schweinekoteletts grillen, dämpfen Sie den Spargel in einem Dampfkorb über

kochendem Wasser etwa 5–7
Minuten lang oder bis er weich ist.
5. In einer kleinen Schüssel die
Kirschtomaten mit dem restlichen
Esslöffel Olivenöl, Balsamico-
Essig, Salz und Pfeffer
vermischen.
6. Servieren Sie die gegrillten
Schweinekoteletts mit dem
gedünsteten Spargel und den
Kirschtomaten.

Nährwertangaben (pro Portion):

- Kalorien: 370
- Protein: 30g
- Fett: 21g
- Kohlenhydrate: 10g
- Ballaststoffe: 3g
- Zucker: 5g

Kochzeit: 25 Minuten
Serviergröße: 4 Portionen

Rezept 3:

**Gegrillte Schweinekoteletts mit
gedünstetem Spargel und Parmesan**

Zutaten:

- 4 Schweinekoteletts
- 1 Pfund Spargel, geputzt
- 2 Esslöffel Olivenöl
- 2 Knoblauchzehen, gehackt
- 1/4 Tasse geriebener Parmesankäse
- Salz und Pfeffer nach Geschmack

Anweisungen:

1. Den Grill auf mittlere bis hohe Hitze vorheizen.
2. Reiben Sie die Schweinekoteletts mit 1 Esslöffel Olivenöl, gehacktem Knoblauch, Salz und Pfeffer ein.
3. Grillen Sie die Schweinekoteletts etwa 5–7 Minuten pro Seite oder bis die Innentemperatur 145 °F (63 °C) erreicht.
4. Während die Schweinekoteletts grillen, dämpfen Sie den Spargel in einem Dampfkorb über kochendem Wasser etwa 5–7 Minuten lang oder bis er weich ist.
5. Den gedünsteten Spargel mit dem restlichen Esslöffel Olivenöl

beträufeln und mit geriebenem
Parmesankäse bestreuen. Mit
Salz und Pfeffer abschmecken.

6. Servieren Sie die gegrillten
   Schweinekoteletts mit dem mit
   Parmesan belegten gedünsteten
   Spargel.

Nährwertangaben (pro Portion):

- Kalorien: 360
- Protein: 31g
- Fett: 21g
- Kohlenhydrate: 9g
- Ballaststoffe: 3g
- Zucker: 3g

Kochzeit: 25   Minuten
Serviergröße: 4 Portionen

Rezept 4:

Gegrillte Schweinekoteletts mit gedünstetem Spargel und Zitronenschale

Zutaten:

- 4 Schweinekoteletts
- 1 Pfund Spargel, geputzt
- 2 Esslöffel Olivenöl
- 2 Knoblauchzehen, gehackt
- 1 Teelöffel Zitronenschale
- Salz und Pfeffer nach Geschmack

Anweisungen:

1. Den Grill auf mittlere bis hohe Hitze vorheizen.
2. Reiben Sie die Schweinekoteletts mit 1 Esslöffel Olivenöl, gehacktem Knoblauch, Salz und Pfeffer ein.
3. Grillen Sie die Schweinekoteletts etwa 5–7 Minuten pro Seite oder bis die Innentemperatur 145 °F (63 °C) erreicht.
4. Während die Schweinekoteletts grillen, dämpfen Sie den Spargel in einem Dampfkorb über kochendem Wasser etwa 5–7 Minuten lang oder bis er weich ist.
5. Den gedünsteten Spargel mit dem restlichen Esslöffel Olivenöl beträufeln und mit Zitronenschale bestreuen. Mit Salz und Pfeffer abschmecken.

6. Servieren Sie die gegrillten Schweinekoteletts mit dem mit Zitronenschale gedünsteten Spargel.

Nährwertangaben (pro Portion):

- Kalorien: 355
- Protein: 30g
- Fett: 20g
- Kohlenhydrate: 8g
- Ballaststoffe: 3g
- Zucker: 3g

Kochzeit: 25 Minuten
Serviergröße: 4 Portionen

ABSCHLUSS

Die Berücksichtigung der Ernährungsbedürfnisse von Senioren mit Nierenerkrankungen im Stadium 3 ist ein wesentlicher Aspekt bei der Steuerung ihrer allgemeinen Gesundheit und ihres Wohlbefindens. In diesem kritischen Stadium sind die Nieren mäßig beeinträchtigt. Daher ist es wichtig, eine Ernährung einzuführen, die die Nierenfunktion unterstützt und gleichzeitig weiteren Schäden vorbeugt. Eine ausgewogene, nierenschonende Ernährung kann das Fortschreiten der Erkrankung deutlich verlangsamen, die Lebensqualität verbessern und das Risiko von Komplikationen minimieren.

Eine Diät für Senioren mit Nierenerkrankungen im Stadium 3 beinhaltet typischerweise eine moderate Proteinaufnahme, wobei der Schwerpunkt auf hochwertigen Quellen liegt, um sicherzustellen, dass essentielle Aminosäuren verfügbar sind, ohne die Nieren zu überlasten. Ebenso wichtig ist die Kontrolle der Natriumaufnahme, da sie zur Kontrolle des Blutdrucks beiträgt und die Flüssigkeitsansammlung verringert, was beides für die Nierengesundheit von entscheidender Bedeutung ist. Die Einschränkung von Nahrungsmitteln mit hohem Phosphor- und Kaliumgehalt kann auch Ungleichgewichte verhindern, die zu weiteren Komplikationen führen können.

Die Förderung einer Ernährung mit viel Obst, Gemüse, Vollkornprodukten und gesunden Fetten unter Berücksichtigung der spezifischen Einschränkungen und Anforderungen kann Senioren dabei helfen, ihr Energieniveau aufrechtzuerhalten, ihr Immunsystem zu stärken und die allgemeine Gesundheit zu fördern. Es ist auch wichtig, gemäß den Anweisungen von medizinischem Fachpersonal ausreichend Flüssigkeit zu sich zu nehmen und ausreichend Flüssigkeit zu sich zu nehmen.

Die Umsetzung dieser Ernährungsgrundsätze erfordert einen gemeinschaftlichen Ansatz, der

Ernährungsberater,
Gesundheitsdienstleister, Betreuer und
die Senioren selbst einbezieht.
Aufklärung und Unterstützung sind von
entscheidender Bedeutung, um
sicherzustellen, dass Senioren die
Auswirkungen ihrer
Ernährungsgewohnheiten verstehen
und sich befähigt fühlen, Anpassungen
vorzunehmen, die ihrer Gesundheit
zugute kommen. Regelmäßige
Überwachung und Anpassungen auf der
Grundlage ärztlichen Rats sind von
entscheidender Bedeutung, um auf die
sich ändernden Bedürfnisse der Nieren
und den allgemeinen
Gesundheitszustand zu reagieren.

Letztendlich kann eine sorgfältig
geplante Ernährung bei
Nierenerkrankungen bei Senioren im
Stadium 3 einen tiefgreifenden
Unterschied machen. Es kann das
Fortschreiten einer Nierenerkrankung
verlangsamen, die Lebensqualität
verbessern und ein Gefühl der Kontrolle
und des Wohlbefindens vermitteln.
Indem sie der Ernährung Priorität
einräumen und fundierte

Ernährungsentscheidungen treffen, können Senioren die Herausforderungen einer Nierenerkrankung im Stadium 3 mit größerer Widerstandsfähigkeit meistern und auf eine bessere Lebensqualität hoffen.